Po-Shiuan Hsieh
Chieh-Hua Lu

A estratégia terapêutica para Mets e DM2 associados à obesidade

Po-Shiuan Hsieh
Chieh-Hua Lu

A estratégia terapêutica para Mets e DM2 associados à obesidade

centrada na inflamação do tecido adiposo e nos distúrbios lipídicos

ScienciaScripts

Cover image: www.ingimage.com

This book is a translation from the original published under ISBN 978-620-2-19832-5.

Publisher:
Sciencia Scripts
is a trademark of
Dodo Books Indian Ocean Ltd. and OmniScriptum S.R.L publishing group

120 High Road, East Finchley, London, N2 9ED, United Kingdom
Str. Armeneasca 28/1, office 1, Chisinau MD-2012, Republic of Moldova, Europe
Printed at: see last page
ISBN: 978-620-8-04944-7

Índice

A estratégia terapêutica para a síndrome metabólica associada à obesidade e à diabetes mellitus tipo 2

Incidência na inflamação do tecido adiposo e nas perturbações lipídicas

Chieh-Hua Lu[a] , Po-Shiuan Hsieh[b,c,d]

[a]Departamento de Medicina Interna, Divisão de Endocrinologia e Metabolismo, Hospital Geral Tri-Serviço, Centro Médico de Defesa Nacional (NDMC), Taipei, Taiwan

[b]Departamento de Investigação Médica, NDMC, Taipei, Taiwan

[c]Departamento de Fisiologia e Biofísica, NDMC, Taipei, Taiwan

[d]Instituto de Medicina Preventiva, NDMC, Taipei, Taiwan

1. Prevalência da obesidade

[st]A nível mundial, a obesidade é um dos maiores desafios de saúde pública do século XXI. Representa uma grande ameaça para a saúde humana e está intimamente associada à prevalência da diabetes mellitus tipo 2 (DM2)[1]. Desde a década de 1980, a prevalência da obesidade tem aumentado em muitos países. Por exemplo, mais de um terço dos adultos nos Estados Unidos (EUA) têm obesidade [2]. No National Health and Nutrition Examination Survey (NHANES) de adultos nos EUA, a prevalência de obesidade ajustada à idade em 2013-2014 foi de 35,0% entre os homens e 40,4% entre as mulheres[3, 4]. Os indivíduos obesos correm um risco acrescido de contrair muitas doenças e problemas de saúde graves, tais como: doenças cardíacas, acidentes vasculares cerebrais, DMT2 e certos tipos de cancro - algumas das principais causas de morte evitável - em comparação com as pessoas com um peso normal ou saudável[5, 6]. A obesidade e os problemas de saúde que lhe estão associados têm um impacto económico significativo no sistema de saúde, a nível mundial[7].

2. Prevalência da obesidade e início da síndrome metabólica e T2DM

A obesidade está associada a um risco acrescido de desenvolver DMT2 e síndrome metabólica (SM) [8, 9]. A SM está intimamente associada à obesidade e, consequentemente, a prevalência da SM está a aumentar, uma vez que o número de pessoas com obesidade continua a aumentar [10, 11]. A alimentação pouco saudável e os estilos de vida cada vez mais sedentários são os principais factores que contribuem para estas perturbações e conduziram ao aumento da prevalência da obesidade infantil, sobretudo nos países em desenvolvimento[12]. A obesidade e a SM contribuem para a morbilidade e mortalidade cardiovasculares[13]. A SM é um conjunto de factores de risco das doenças cardiovasculares (DCV), incluindo a obesidade abdominal, a hipertensão, a hiperglicemia e a dislipidemia[14]. A presença de SM duplica o risco de morte devido a problemas cardíacos e aumenta o risco de desenvolver DMT2 em 3-5 vezes[15, 16].

3. Inflamação do tecido adiposo associada à obesidade com síndrome metabólica e DM2

A associação da obesidade com a DMT2 é reconhecida há décadas, e a principal base para esta ligação é a capacidade da obesidade para gerar resistência à insulina (RI)[8, 17]. O aumento dos níveis de gordura abdominal subcutânea ou de gordura visceral, ou uma combinação das duas, pode estar na base da adiposidade central. A maioria dos estudos demonstrou que o depósito adiposo visceral é mais importante do que a gordura subcutânea, no desenvolvimento da RI[18]. Em indivíduos obesos, as quantidades de ácidos gordos não esterificados derivados do tecido adiposo (TA), glicerol, hormonas e citocinas pró-inflamatórias que estão envolvidas no desenvolvimento da IR estão aumentadas [19]. Estudos de intervenção sugerem que a perda moderada de peso (5%) melhora a função metabólica em múltiplos órgãos, tais como a sensibilidade à insulina do TA, fígado e músculo, e a função das células β pancreáticas, sugerindo que as alterações no metabolismo e biologia do TA estão criticamente envolvidas nas patogéneses da obesidade e da DMT2 [20].

3.1- O papel da inflamação do tecido adiposo induzida pela obesidade

A obesidade e as patologias metabólicas associadas estão associadas a uma resposta inflamatória crónica de baixo grau, caracterizada pela produção anormal de citocinas, aumento dos reagentes de fase aguda e ativação de vias de sinalização inflamatória[21, 22]. A TA é composta por múltiplos tipos de células, incluindo adipócitos e células da fração vascular estromal. Sabe-se agora que a TA é um órgão endócrino, que segrega hormonas e citocinas que podem relacionar os ácidos gordos livres (AGL) com a ação da insulina, a função das células β e mesmo a DCV[23]. Nos adipócitos, um balanço energético positivo leva ao armazenamento do excesso de calorias sob a forma de triglicéridos, provocando a sua expansão. Embora os tecidos e os tipos de células envolvidos nesta resposta inflamatória não sejam totalmente compreendidos, a expansão não saudável da TA está associada ao stress do retículo endoplasmático, à fibrose da TA e à hipoxia localizada[24]. Considera-se que o papel da hipertrofia dos adipócitos e da hipoxia desempenha um papel crucial no início e na deterioração da inflamação do TA e da IR associadas à obesidade[25]. Para além disso, existe um interesse significativo no papel dos macrófagos da TA (MTA) nas alterações inflamatórias associadas à obesidade[26]. Os MTA infiltram-se na TA no caso da obesidade e contribuem para a inflamação da TA e para o desenvolvimento da IR[27]. Em indivíduos gravemente obesos e em doentes com diabetes, como os índios Pima, a acumulação e ativação de macrófagos na TA tem sido implicada no desenvolvimento de complicações associadas à obesidade, incluindo a IR[28]. A própria IR aumenta a libertação de AGLs do TA (a obesidade visceral pode ser um local especialmente ativo para este aumento da lipólise). O excesso de AGL resultante compete com o metabolismo da glucose, e as células aumentam preferencialmente a sua taxa de oxidação de AGL[29]. Este ciclo vicioso está causalmente ligado à própria obesidade, ou intimamente ligado a doenças como a DM2 e a DCV[30].

3.2- O envolvimento da ativação da COX-2 na inflamação do tecido adiposo induzida pela obesidade

A COX-2 é a enzima chave no metabolismo dos eicosanóides[31]. Foi documentado que o gene e a proteína imunorreactiva da COX-2 estão altamente expressos e aumentados na AT[32, 33]. Verificou-se que a COX-2 é expressa em células 3T3-L1 indiferenciadas e é desregulada durante a diferenciação. A anulação da atividade da COX-2 através da utilização de inibidores selectivos da COX-2 acelerou a diferenciação celular, sugerindo que a COX-2 influencia negativamente a diferenciação[34]. O stress oxidativo induz a expressão da COX-2 através da produção de 4-HNE, que ativa a p38-MAP quinase, sugerindo que o 4-HNE liga o stress oxidativo e a inflamação crónica através da ativação da ciclo-oxigenase[35]. A MAP quinase tumor progression locus 2 (Tpl2) controla a expressão da COX-2 e a secreção de PGE2 nos adipócitos, em resposta a diferentes mediadores inflamatórios. A ativação da Tpl2 por estímulos inflamatórios nos adipócitos e na TA contribui para um aumento da expressão da COX-2 e da produção de PGE2, que poderia participar na modulação da inflamação da TA no caso da obesidade[36]. Verificou-se que a ativação da COX-2 no tecido adiposo contribui de forma crucial para o desenvolvimento da inflamação do tecido adiposo e da IR e fígado gordo associados à obesidade num modelo de roedores induzido por um elevado teor de gordura[37]. A regulação positiva da COX-2 envolve a ativação do NF-κB, juntamente com o aumento dos níveis de TNF-α, que foi relatado como desencadeando a peroxidação lipídica no caso da doença hepática gorda não alcoólica (NAFLD)[38, 39]. Além disso, a sinalização mediada por COX-2,

PGE2/EP3, no desenvolvimento da hipertrofia dos adipócitos associada à obesidade e da hipoxia, contribuiu de forma crucial para a inflamação da AT e para a IR associada à obesidade[40]. Isto reforça ainda mais a importância da ativação da COX-2 no AT, nas complicações relacionadas com a obesidade.

No entanto, foram observadas reduções nos níveis plasmáticos elevados de citocinas pró-inflamatórias induzidas por lipopolissacáridos em ratinhos transgénicos COX-2, juntamente com a expressão atenuada de citocinas pró-inflamatórias na gordura branca, revelando proteção contra a inflamação crónica de baixo grau[41]. A expressão hepática da COX-2 protege contra a esteatose induzida pela dieta, a obesidade e a IR, sugerindo que a COX-2 é um potencial alvo terapêutico contra a disfunção metabólica associada à obesidade[41]. Vegiopoulos et al. relataram que a sobreexpressão da COX-2 na AT induziu o escurecimento, aumentou o gasto de energia e protegeu contra a obesidade, em ratinhos. Assim, os fenótipos de dois modelos diferentes de ratinhos transgénicos COX-2 (AT e fígado) apresentaram o mesmo comportamento em termos de obesidade e sensibilidade à insulina[41, 42].

O gene COX-2 tem as caraterísticas de um gene imediato. Verificou-se que a sua expressão é induzida em resposta a vários factores pró-inflamatórios, hormonas, factores de crescimento e oncogenes, e inibida por glucocorticóides[43]. A COX-2 é referida como uma "isoforma induzível", que se acredita ser indetetável na maioria dos tecidos normais, mas que pode ser regulada positivamente durante várias condições, muitas delas patológicas[44]. A COX-2 foi encontrada predominantemente nas células parenquimatosas de muitos órgãos e tecidos humanos normais[45].

A expressão induzida pelo stress ambiental e a sobreexpressão constitutiva da COX-2 revelaram que diferentes funções fisiopatológicas, como a ativação da COX-2 na AT epididimal, estão fortemente correlacionadas com o desenvolvimento de inflamação da AT, IR e fígado gordo em ratos obesos induzidos por uma dieta rica em gordura; no entanto, verificou-se que a expressão hepática da COX-2 protege contra a esteatose induzida pela dieta, a obesidade e a IR. O papel da ativação da COX-2 na regulação da função corporal em condições fisiológicas e patológicas precisa de ser mais investigado.

4. A metformina e a disfunção do tecido adiposo associada à obesidade, a resistência à insulina e os distúrbios lipídicos

A metformina, um agente de primeira linha antigo e amplamente aceite, destaca-se não só pelas suas propriedades anti-hiperglicémicas, mas também pelos seus efeitos para além do controlo glicémico, tais como melhorias na disfunção endotelial, hemostase e stress oxidativo, RI, perfis lipídicos e redistribuição da gordura[46]. A metformina ativa a proteína quinase activada por AMP (AMPK), realçando o papel putativo desta quinase sensível à energia no mecanismo de ação do fármaco[47]. A AMPK regula o metabolismo dos adipócitos e a biologia adiposa, tornando a ativação da AMPK um alvo terapêutico atrativo para as doenças metabólicas relacionadas com a obesidade, como a DMT2[48].

Em indivíduos com DMT2, é provável que a reesterificação dos NEFA no tecido adiposo ou a lipogénese de novo contribuam para níveis plasmáticos mais elevados de NEFA. Um estudo, que incluiu 20 participantes com DMT2 controlados e 20 tratados com metformina, sugeriu que os doentes com DM tratados com metformina, com níveis de açúcar no sangue bem controlados, apresentavam níveis plasmáticos de NEFA mais elevados, durante um teste oral de tolerância à glicose (OGTT), em comparação com os participantes de controlo. Isto mostrou que a hiperglicemia e a adiposidade são factores importantes que contribuem para a regulação das concentrações plasmáticas de NEFA[40]. Num estudo em animais, o tratamento com metformina melhorou a esteatose hepática induzida pela HFD e os níveis séricos de triglicéridos, o que foi consistente com um aumento acentuado da AMPK no fígado[49]. A metformina protege contra a NAFLD associada à obesidade, em grande parte através de efeitos diretos na diminuição da deposição de gordura nos hepatócitos e na inibição das respostas inflamatórias tanto nos hepatócitos como nos macrófagos[50]. A metformina exerce um efeito benéfico sobre os lípidos circulantes, diminuindo os níveis de triglicéridos plasmáticos, através da facilitação da lipólise intracelular dos triglicéridos e da subsequente oxidação mitocondrial dos ácidos gordos, na TA castanha[51]. Por outro lado, a metformina está associada a uma melhoria do perfil metabólico, redução da endotoxemia metabólica, inflamação do TA e IR[52]. Num estudo realizado em ratinhos alimentados com HFD, como modelo de NAFLD, a metformina suprimiu a ativação de IKKa/β, sugerindo que as propriedades anti-inflamatórias da metformina são exercidas independentemente do estado de DM[53]. Consistente com os resultados obtidos tanto em participantes humanos como em modelos de roedores[54-56], o tratamento com metformina não só melhorou a IR sistémica induzida pela HFD e a intolerância à glicose, como também provocou uma diminuição acentuada da gravidade da esteatose hepática e da inflamação induzidas pela HFD.

5. Inibidores da COX-2 e disfunção do tecido adiposo associada à obesidade, resistência à insulina e distúrbios lipídicos

Nos índios Pima, a codificação do gene COX-2 foi previamente descrita como estando ligada ao início precoce da DM2 [57], através do seu envolvimento na resposta inflamatória e na produção de prostaglandinas. A COX-2 demonstrou ser uma molécula inflamatória crítica que é induzida em vários tecidos e em indivíduos obesos [58]. Para além disso, a COX-2 é um gene inflamatório importante na inflamação da ATM mediada pela AT, em casos de obesidade[59, 60]. Gonzàlez-Ortiz et al. relataram que, num ensaio clínico aleatório, em dupla ocultação, controlado por placebo, com 12 voluntários do sexo masculino com excesso de peso ou obesos, dos quais 6 receberam celecoxib durante 4 semanas, a sensibilidade à insulina após o tratamento com celecoxib foi significativamente mais elevada em comparação com a sensibilidade na estimativa basal[41, 61]. Verònica et al. relataram que os níveis aumentados de PGE2 na TA de participantes obesos (em oposição a indivíduos magros), que estavam associados à expressão de COX-2, foram notavelmente aumentados[62]. Num estudo com animais, a inibição selectiva da COX-2, através da inativação farmacológica, desempenhou um papel preventivo no aumento da expressão de TNF-α em roedores diabéticos induzidos por STZ[63].

Uma série de estudos em ratos obesos induzidos por um elevado teor de gordura, relativos ao papel da ativação da COX-2 e dos inibidores da COX-2 na SM e na IR induzida pela obesidade e nos distúrbios lipídicos, concluiu que, no caso da inflamação da gordura, a ativação da COX-2 é importante para o desenvolvimento da IR e do fígado gordo [37]. A inflamação de baixo grau mediada pela COX-2, especialmente quando mediada por um aumento do stress oxidativo, levou ao desenvolvimento de IR, como observado em ratos alimentados com frutose [64]. A inibição da COX-2 pode suprimir a IR muscular indiretamente, diminuindo o stress oxidativo sistémico mediado pela COX-2, tal como estimado num modelo de obesidade induzida por dieta[65]. Além disso, existe uma forte ligação entre as expressões dos genes COX-2 e EP3 dos adipócitos durante o desenvolvimento de hipertrofia e hipoxia, e inflamação da AT, bem como resistência à insulina em ratos obesos induzidos por HFD. Também se verificou que a expressão do gene COX-2 está altamente correlacionada com a alteração do índice de massa corporal em participantes humanos[40]. Além disso, a parte deste estudo in vitro mostrou que a inibição da COX-2 dos adipócitos e da sinalização EP3 durante a hipertrofia dos adipócitos e a hipoxia suprimiu significativamente não só as adipocinas pró-inflamatórias elevadas, mas também inverteu a diminuição da adiponectina. No entanto, também atenuou a ativação da transcrição do NF-κB e do fator induzível por hipóxia-1α [40]. O tratamento com inibidores de COX-2 e EP3 reverteu significativamente as expressões de genes e proteínas inflamatórias da AT, e prejudicou a tolerância à glicose e à insulina em ratos db/db.

Por outro lado, o teor elevado de triglicéridos hepáticos foi significativamente reduzido no grupo que recebeu tratamento combinado com um inibidor da COX-2 e metformina. Estas observações implicam que os inibidores da COX-2 podem exercer um efeito sinérgico quando combinados com a metformina, no caso de anomalias metabólicas e cardiovasculares associadas à obesidade[66].

6. Efeito adicional da metformina e do celecoxib na desregulação lipídica e na inflamação do tecido adiposo associadas à obesidade

A obesidade é um dos principais problemas de saúde pública, com uma prevalência crescente em todo o mundo[67]. No entanto, ainda não existe uma estratégia terapêutica eficaz para as anomalias associadas à obesidade. As opções de tratamento actuais para os doentes com EM e diabetes relacionados com a obesidade incluem o ajustamento do estilo de vida e medicamentos. O Programa de Prevenção da Diabetes (DPP) mostrou que as pessoas em risco de desenvolver diabetes podem prevenir ou atrasar o aparecimento da diabetes perdendo uma quantidade modesta de peso através de dieta e exercício. Os participantes no DPP no grupo de intervenção sobre o estilo de vida reduziram o seu risco de desenvolver diabetes em 58% durante o estudo[68].

Os indivíduos obesos experimentam um estado persistente de inflamação de baixo grau da AT, que é ditado pela infiltração de macrófagos dentro da AT[69]. A secreção de adipocinas e citocinas pró-inflamatórias por ambos os adipócitos e ATMs contribui substancialmente para a etiologia das complicações associadas à obesidade, tais como IR e T2DM[70]. Em estudos moleculares de tecidos de humanos e animais, verificou-se que a obesidade leva à inflamação e infiltração de ATMs viscerais por ATMs com a ativação de NF-κB, sobreexpressão de COX-2 e hipersecreção de PGE-2, bem como mediadores pró-inflamatórios e adipocinas como a leptina, IL-6, IL-1β e TNF-α[71]. Além disso, a inibição da COX-2 reverteu significativamente a hipertrofia dos adipócitos associada à obesidade, a infiltração de macrófagos e a diminuição dos marcadores de diferenciação dos adipócitos na gordura visceral, bem como a IR e o fígado gordo[72]. Sugere-se que os efeitos benéficos da inibição da COX-2 na disfunção da AT associada à obesidade após a IR melhoram a inflamação da AT e a diferenciação dos adipócitos[73]. Com base nos resultados actuais sobre os efeitos da metformina e do celecoxib na inflamação relacionada com a obesidade, especula-se que a terapia combinada com metformina e um inibidor da COX-2 pode melhorar eficazmente a inflamação da TA e as anomalias metabólicas sistémicas no estado obeso.

O nosso estudo recente demonstrou que a terapêutica combinada com metformina e celecoxib - um inibidor seletivo da COX-2 - diminui sinergicamente o peso corporal, a ingestão de alimentos, a RI e o tamanho dos adipócitos, atenua a infiltração de ATM e reduz os níveis de adipocinas inflamatórias no plasma e nos meios condicionados por AT, em comparação com a administração isolada de metformina ou de inibidores da COX-2. A pressão arterial elevada observada em ratos alimentados com dieta HF também foi significativamente atenuada após o tratamento combinado. Os nossos resultados sugerem que o co-tratamento com um inibidor da COX-2 aumenta sinergicamente o efeito terapêutico da metformina nas perturbações cardiometabólicas neste modelo de obesidade induzida por dieta.

Além disso, a terapia combinada também pode potencialmente diminuir algumas reacções adversas a medicamentos, ao longo do tempo, optimizando o controlo glicémico precocemente, com doses mais baixas dos medicamentos componentes, diminuindo assim potencialmente a necessidade de intensificação da dose[74]. O nosso estudo mostrou que uma combinação de meia-força de metformina e celecoxib exerceu efeitos terapêuticos favoráveis nas perturbações cardiometabólicas induzidas pela obesidade do que a metformina em dose completa, com menos toxicidade hepato-renal.

A utilização da terapia combinada é uma nova área promissora no tratamento da obesidade, semelhante ao caso da diabetes e da hipertensão[75]. Além disso, a Organização Mundial de Saúde reflecte um aumento de 20% na incidência global de cancro da mama e um aumento de 14% na mortalidade por cancro da mama, sendo ambos provavelmente impulsionados pela inflamação crónica do tecido adiposo mamário e pela regulação positiva da expressão do gene COX-2 associada à pandemia de obesidade[76]. A obesidade aumenta o risco de cancro da mama[77] e a regulação positiva da COX-2 nos tumores da mama está associada a um mau prognóstico[78]. Dados recentes mostram que os medicamentos habitualmente prescritos, como os inibidores da COX-2, a metformina e as estatinas, podem ter um papel benéfico na quimioprevenção primária do cancro da mama[79]. Além disso, justifica-se a avaliação do benefício clínico de um tratamento combinado de inibidor da aromatase/inibidor da COX-2 em doentes obesas com cancro da mama na pós-menopausa[80]. Coletivamente, a terapêutica complementar do inibidor da COX-2 à metformina poderia ter um efeito benéfico colateral em doentes obesas com cancro da mama.

7. Efeito de outras terapêuticas combinadas com metformina na síndrome metabólica associada à obesidade e na DM2

A terapêutica combinada é mais potente do que a monoterapia em doentes tratados com dieta e exercício, ou naqueles que já foram tratados com metformina[81]; isto pode aumentar o número de doentes que atingem os seus objectivos de hemoglobina glicada e, além disso, a combinação de fármacos em doses inferiores às habitualmente utilizadas em monoterapia pode assegurar que os doentes atingem os seus objectivos terapêuticos com um risco reduzido de efeitos secundários, como hipoglicemia, aumento de peso e risco de hepato-renotoxicidade[82]. A linagliptina, como terapêutica adjuvante da metformina e da pioglitazona, produziu melhorias significativas e clinicamente relevantes no controlo glicémico, sem o risco adicional de hipoglicemia ou de aumento de peso[83]. Um estudo de meta-análise em rede mostrou a eficácia e segurança comparativas dos regimes de medicamentos antidiabéticos adicionados à monoterapia com metformina, em doentes com DM2, em termos de HbA1c, peso corporal e pressão arterial sistólica, e o risco de desenvolver hipoglicemia[84]. Além disso, num estudo PIOfix em humanos, verificou-se que o tratamento da dislipidemia diabética com uma combinação fixa de pioglitazona/metformina era mais eficaz no colesterol de lipoproteína de alta densidade (HDL-C), na função das células β e na inflamação sistémica crónica do que uma combinação de metformina e glimepirida[85]. Um estudo realizado anteriormente foi concebido para comparar a sitagliptina e a pioglitazona, como terapêutica complementar, em doentes com DMT2 nos quais a metformina isolada proporcionava um controlo inadequado, e concluiu que a sitagliptina como terapêutica complementar à metformina era tão eficaz e bem tolerada como a pioglitazona, com uma diminuição significativa dos níveis de colesterol HDL e triglicéridos[86]. Além disso, quando o tratamento com metformina isolada não é adequado para atingir o controlo glicémico, a adição de sitagliptina pode ser considerada devido às suas acções na preservação da função das células β e na redução dos níveis de biomarcadores de inflamação como o TNF- α, resistina, vaspina e omentina-1[87]. Outro estudo mostrou um melhor controlo glicémico e uma melhoria da dislipidemia, particularmente em termos de TG séricos, em doentes que foram tratados com uma combinação de metformina e glibenclamida[88]. Os agentes farmacológicos que lidam com o MetScan podem ser utilizados em combinação com os medicamentos à base de metformina; estes incluem medicamentos anti-obesidade, tiazolidinedionas, agonistas do péptido-1 semelhante ao glucagon e inibidores do transportador de glucose-2 de sódio. No entanto, para todos estes agentes hipoglicemiantes, é essencial distinguir entre os efeitos anti-inflamatórios resultantes de um melhor controlo da glicose e os potenciais efeitos anti-inflamatórios relacionados com as acções intrínsecas da classe farmacológica[89]. Por outro lado, seria também de grande interesse clínico avaliar o potencial efeito complementar dos agentes anti-inflamatórios com a metformina na prevenção das anomalias metabólicas associadas à obesidade.

8. Conclusão

Em conclusão, as diretrizes actuais recomendam a utilização de terapêutica combinada baseada na metformina para doentes com DMT2. A estratégia terapêutica para a síndrome metabólica associada à obesidade e à DMT2 pode exigir a inclusão de propriedades anti-inflamatórias através de fármacos adequados. O nosso recente estudo em animais implicou o efeito sinérgico da metformina em combinação com o celecoxib no tratamento da inflamação da AT relacionada com a obesidade, IR e fígado gordo, bem como da hipertensão arterial; verificou-se que esta é mais eficaz do que a monoterapia, apesar da utilização de meias doses na terapia combinada. Outras estratégias envolvendo o uso de pioglitazona[85] ou sitagliptina[87] em combinação com metformina tiveram efeitos anti-inflamatórios menores, em comparação com quando um inibidor de COX-2 foi usado em combinação com metformina. A combinação metformina- celecoxib representa uma nova e poderosa estratégia potencial para tratar as anomalias metabólicas associadas à obesidade, como a SM e a DMT2, pelo menos em parte, através de distúrbios lipídicos que melhoram a inflamação da AT.

9. Referência

1. FranksPW,McCarthyMI:**Exposing the exposures responsible for type 2 diabetes and obesity**.*Science* 2016,**354**(6308):69-73.

2. Nguyen D, KitB, Carroll M: **Colesterol anormal entre crianças e adolescentes nos Estados Unidos, 2011-2014**. *Resumo de dados do NCHS* 2015(228):1-8.

3. Ogden CL, Carroll MD, Lawman HG, Fryar CD, Kruszon-Moran D, Kit BK,FlegalKM:**Tendências na Prevalência da Obesidade entre Crianças e Adolescentes nos Estados Unidos, 1988-1994 até 2013-2014**.*Jama* 2016,**315**(21):2292-2299.

4. FlegalKM,Kruszon-MoranD,CarrollMD,FryarCD,OgdenCL:**Tendências na Obesidade entre Adultos nos Estados Unidos, 2005 a 2014**.*Jama* 2016, **315**(21):2284-2291.

5. **Diretrizes (2013) para gerir o excesso de peso e a obesidade em adultos. Prefácio ao Relatório do Painel de Peritos (versão abrangente que inclui revisão sistemática de evidências, declarações de evidências e recomendações)**.*Obesity* 2014,**22 Suppl 2**:S40.

6. Bhaskaran K, Douglas I, Forbes H, dos-Santos-Silva I, Leon DA, Smeeth L:**Body- ass index and risk of 22 specific cancers: a population-based cohort study of 5.24 million UK adults**.*Lancet* 2014,**384**(9945):755-765.

7. DeeA,KearnsK,O'NeillC,SharpL,StainesA,O'DwyerV,FitzgeraldS, PerryIJ:**Os custos diretos e indirectos do excesso de peso e da obesidade: uma revisão sistemática**.*BMC research notes* 2014,**7**:242.

8. Kahn SE, Hull RL, Utzschneider KM: **Mechanisms linking obesity to insulin resistance and type 2 diabetes**. *Nature* 2006, **444**(7121):840-846.

9. Paoletti R, Bolego C, Poli A, Cignarella A: **Metabolic syndrome, inflammation and atherosclerosis**. *Vascular health and risk management* 2006, **2**(2):145-152.

10. Despres JP, Lemieux I: **Abdominal obesity and metabolic syndrome**. *Nature* 2006, **444**(7121):881-887.

11. Ford ES, Giles WH, Mokdad AH: **Aumento da prevalência da síndrome metabólica entre os adultos dos EUA**. *Diabetes care* 2004, **27**(10):2444-2449.

12. Alberti G, Zimmet P, Shaw J, Bloomgarden Z, Kaufman F, Silink M, Consensus Workshop G: **Type 2 diabetes in the young: the evolving epidemic: the**

international diabetes federation consensus workshop. *Diabetes care* 2004, **27**(7):1798-1811.

13. Isomaa B, Almgren P, Tuomi T, Forsen B, Lahti K, Nissen M, Taskinen MR, Groop L: **Cardiovascular morbidity and mortality associated with the metabolic syndrome**. *Diabetes care* 2001, **24**(4):683-689.

14. Expert Panel on Detection E, Treatment of High Blood Cholesterol in A: **Executive Summary of The Third Report of The National Cholesterol Education Program (NCEP) Expert Panel on Detection, Evaluation, And Treatment of High Blood Cholesterol In Adults (Adult Treatment Panel III)**. *Jama* 2001, **285**(19):2486-2497.

15. Alberti KG, Zimmet P, Shaw J: **Metabolic syndrome--a new world-wide definition. Uma Declaração de Consenso da Federação Internacional de Diabetes**. *Diabetic medicine : a journal of the British Diabetic Association* 2006, **23**(5):469-480.

16. Dunkley AJ, Charles K, Gray LJ, Camosso-Stefinovic J, Davies MJ, Khunti K: **Eficácia das intervenções para reduzir o risco de diabetes e doenças cardiovasculares em pessoas com síndrome metabólica: revisão sistemática e meta-análise de comparação de tratamentos mistos**. *Diabetes, obesity & metabolism* 2012, **14**(7):616-625.

17. Kahn BB, Flier JS: **Obesidade e resistência à insulina**. *The Journal of clinical investigation* 2000, **106**(4):473-481.

18. Abate N, Garg A, Peshock RM, Stray-Gundersen J, Grundy SM: **Relationships of generalized and regional adiposity to insulin sensitivity in men**. *The Journal of clinical investigation* 1995, **96**(1):88-98.

19. Al-Goblan AS, Al-Alfi MA, Khan MZ: **Mechanism linking diabetes mellitus and obesity**. *Diabetes, síndrome metabólica e obesidade: objectivos e terapia* 2014, **7**:587-591.

20. Magkos F, Fraterrigo G, Yoshino J, Luecking C, Kirbach K, Kelly SC, de Las Fuentes L, He S, Okunade AL, Patterson BW *et al*: **Effects of Moderate and Subsequent Progressive Weight Loss on Metabolic Function and Adipose Tissue Biology in Humans with Obesity (Efeitos da perda de peso progressiva moderada e subsequente na função metabólica e na biologia do tecido adiposo em seres humanos com obesidade)**. *Cell metabolism* 2016, **23**(4):591-601.

21. Hotamisligil GS: **Mechanisms of TNF-alpha-induced insulin resistance**. ***Experimental and clinical endocrinology & diabetes : jornal oficial da Sociedade Alemã de Endocrinologia [e] Associação Alemã de Diabetes* 1999, 107(2):119-125.**

22. Shoelson SE, Lee J, Goldfine AB: **Inflamação e resistência à insulina**. *The Journal of clinical investigation* 2006, **116**(7):1793-1801.

23. Weyer C, Funahashi T, Tanaka S, Hotta K, Matsuzawa Y, Pratley RE, Tataranni PA: **Hypoadiponectinemia in obesity and type 2 diabetes: close association with insulin resistance and hyperinsulinemia**. *The Journal of clinical endocrinology and metabolism* 2001, **86**(5):1930-1935.

24. Rutkowski JM, Stern JH, Scherer PE: **A biologia celular da expansão da gordura**. *The Journal of cell biology* 2015, **208**(5):501-512.

25. Pei-Chi Chan P-SH: **O papel da hipertrofia de adipócitos e hipóxia no desenvolvimento da inflamação do tecido adiposo associado à obesidade e resistência à insulina**. *InTechOpen, livro de acesso aberto, Medicina, "Adiposity - Omics and Molecular Understanding"* 22 de março de 2017, **capítulo 7**.

26. Neels JG, Olefsky JM: **Gordura inflamada: o que é que dá início ao incêndio?** *The Journal of clinical investigation* 2006, **116**(1):33-35.

27. Lumeng CN, Bodzin JL, Saltiel AR: **A obesidade induz uma mudança fenotípica na polarização dos macrófagos do tecido adiposo**. *The Journal of clinical investigation* 2007, **117**(1):175-184.

28. Ortega Martinez de Victoria E, Xu X, Koska J, Francisco AM, Scalise M, Ferrante AW, Jr., Krakoff J: **Macrophage content in subcutaneous adipose tissue: associations with adiposity, age, inflammatory markers, and whole-body insulin action in healthy Pima Indians**. *Diabetes* 2009, **58**(2):385-393.

29. Guilherme A, Virbasius JV, Puri V, Czech MP: **Disfunções dos adipócitos que ligam a obesidade à resistência à insulina e à diabetes tipo 2**. *Nature reviews Molecular cell biology* 2008, **9**(5):367-377.

30. Wellen KE, Hotamisligil GS: **Obesity-induced inflammatory changes in adipose tissue (Alterações inflamatórias induzidas pela obesidade no tecido adiposo)**. *The Journal of clinical investigation* 2003, **112**(12):1785- 1788.

31. Ricciotti E, FitzGerald GA: **Prostaglandins and inflammation**. *Arteriosclerose, trombose e biologia vascular* 2011, **31**(5):986-1000.

32. Bolduc C, Larose M, Lafond N, Yoshioka M, Rodrigue MA, Morissette J, Labrie C, Raymond V, St-Amand J: **Transcriptoma do tecido adiposo por análise em série**

da expressão genética. *Obesity research* 2004, **12**(5):750-757.

33. Fain JN, Kanu A, Bahouth SW, Cowan GS, Jr., Hiler ML, Leffler CW: **Comparação da libertação de PGE2, prostaciclina e leptina por adipócitos humanos versus explantes de tecido adiposo em cultura primária**. *Prostaglandins, leukotrienes, and essential fatty acids* 2002, **67**(6):467-473.

34. Yan H, Kermouni A, Abdel-Hafez M, Lau DC: **Role of cyclooxygenases COX-1 and COX-2 in modulating adipogenesis in 3T3-L1 cells**. *Journal of lipid research* 2003, **44**(2):424-429.

35. Zarrouki B, Soares AF, Guichardant M, Lagarde M, Geloen A: **O produto final da peroxidação lipídica 4-HNE induz a expressão de COX-2 através da ativação de p38MAPK em células adiposas 3T3-L1**. *FEBS letters* 2007, **581**(13):2394-2400.

36. Berthou F, Ceppo F, Dumas K, Massa F, Vergoni B, Alemany S, Cormont M, Tanti JF: **A quinase Tpl2 regula o eixo COX-2/Prostaglandina E2 em adipócitos em condições inflamatórias**. *Molecular endocrinology* 2015, **29**(7):1025-1036.

37. Hsieh PS, Jin JS, Chiang CF, Chan PC, Chen CH, Shih KC: **A inflamação mediada pela COX-2 no tecido adiposo é crucial para a resistência à insulina e o fígado gordo associados à obesidade**. *Obesity* 2009, **17**(6):1150-1157.

38. Leclercq IA, Farrell GC, Sempoux C, dela Pena A, Horsmans Y: **A curcumina inibe a ativação do NF-kappaB e reduz a gravidade da esteato-hepatite experimental em ratos.** *Journal of hepatology* 2004, **41**(6):926-934.

39. Yu J, Ip E, Dela Pena A, Hou JY, Sesha J, Pera N, Hall P, Kirsch R, Leclercq I, Farrell GC: **Indução de COX-2 em ratinhos com** esteatohepatite nutricional **experimental** : Papel como mediador pró-inflamatório. *Hepatology* 2006, **43**(4):826-836.

40. Chan PC, Hsiao FC, Chang HM, Wabitsch M, Hsieh PS: **Importância da sinalização da ciclo-oxigenase-2 e do recetor 3 da prostaglandina E2-prostaglandina E dos adipócitos no desenvolvimento da inflamação do tecido adiposo induzida pela obesidade e da resistência à insulina.** *Revista FASEB: publicação oficial da Federação das Sociedades Americanas de Biologia Experimental* 2016, **30**(6):2282-2297.

41. Frances DE, Motino O, Agra N, Gonzalez-Rodriguez A, Fernandez-Alvarez A, Cucarella C, Mayoral R, Castro-Sanchez L, Garcia-Casarrubios E, Bosca L *et al*: **Hepatic cyclooxygenase-2 expression protects against diet-induced steatosis, obesity, and insulin resistance.** *Diabetes* 2015, **64**(5):1522-1531.

42. Vegiopoulos A, Muller-Decker K, Strzoda D, Schmitt I, Chichelnitskiy E,

Ostertag A, Berriel Diaz M, Rozman J, Hrabe de Angelis M, Nusing RM *et al*: **Cyclooxygenase-2 controls energy homeostasis in mice by de novo recruitment of brown adipocytes**. *Science* 2010, **328**(5982):1158-1161.

43. Simmons DL, Botting RM, Hla T: **Cyclooxygenase isozymes: the biology of prostaglandin synthesis and inhibition**. *Pharmacological reviews* 2004, **56**(3):387-437.

44. Seibert K, Masferrer JL: **Role of inducible cyclooxygenase (COX-2) in inflammation**. *Recetor* 1994, **4**(1):17-23.

45. Zidar N, Odar K, Glavac D, Jerse M, Zupanc T, Stajer D: **Cyclooxygenase in normal human tissues - isoform COX-1 isoform constitutive, and COX-2 an inducible isoform?** *Journal of cellular and molecular medicine* 2009, **13**(9B):3753-3763.

46. Rojas LB, Gomes MB: **Metformina: um velho mas ainda o melhor tratamento para a diabetes tipo 2**. *Diabetologia & síndrome metabólica* 2013, **5**(1):6.

47. Zhou G, Myers R, Li Y, Chen Y, Shen X, Fenyk-Melody J, Wu M, Ventre J, Doebber T, Fujii N *et al*: **Role of AMP-activated protein kinase in mechanism of metformin action**. *The Journal of clinical investigation* 2001, **108**(8):1167-1174.

48. Almabrouk TA, Ewart MA, Salt IP, Kennedy S: **Gordura perivascular, proteína quinase activada por AMP e doenças vasculares**. *Revista Britânica de Farmacologia* 2014, **171**(3):595-617.

49. Li M, Sharma A, Yin C, Tan X, Xiao Y: **A metformina melhora a esteatose hepática e melhora a indução de autofagia em ratos obesos induzidos por HFD**. *Relatórios de medicina molecular* 2017, **16**(1):680-686.

50. Woo SL, Xu H, Li H, Zhao Y, Hu X, Zhao J, Guo X, Guo T, Botchlett R, Qi T *et al*: **A metformina melhora a esteatose hepática e a inflamação sem alterar o fenótipo adiposo na obesidade induzida por dieta**. *PloS one* 2014, **9**(3):e91111.

51. Reagan-Shaw S, Nihal M, Ahmad N: **Dose translation from animal to human studies revisited (tradução de doses de estudos em animais para estudos em humanos)**. *Revista FASEB: publicação oficial da Federação das Sociedades Americanas de Biologia Experimental* 2008, **22**(3):659-661.

52. Shin NR, Lee JC, Lee HY, Kim MS, Whon TW, Lee MS, Bae JW: **Um aumento na população de Akkermansia spp. induzido pelo tratamento com metformina melhora a homeostase da glicose em ratos obesos induzidos por dieta**. *Gut* 2014, **63**(5):727-735.

53. Cameron AR, Morrison VL, Levin D, Mohan M, Forteath C, Beall C, McNeilly AD, Balfour DJ, Savinko T, Wong AK *et al*: **Anti-** Inflammatory Effects of Metformin Irrespective of Diabetes Status. *Circulation research* 2016, **119**(5):652-665.

54. Marchesini G, Brizi M, Bianchi G, Tomassetti S, Zoli M, Melchionda N: **Metformina na esteato-hepatite não alcoólica**. *Lancet* 2001, **358**(9285):893-894.

55. Kita Y, Takamura T, Misu H, Ota T, Kurita S, Takeshita Y, Uno M, Matsuzawa-Nagata N, Kato K, Ando H *et al*: **A metformina previne e reverte a inflamação num modelo de ratinho não diabético de esteatohepatite não alcoólica**. *PloS one* 2012, **7**(9):e43056.

56. Bugianesi E, Gentilcore E, Manini R, Natale S, Vanni E, Villanova N, David E, Rizzetto M, Marchesini G: **Um ensaio aleatório controlado de metformina versus vitamina E ou dieta prescritiva na doença hepática gorda não alcoólica**. *The American journal of gastroenterology* 2005, **100**(5):1082-1090.

57. Hanson RL, Ehm MG, Pettitt DJ, Prochazka M, Thompson DB, Timberlake D, Foroud T, Kobes S, Baier L, Burns DK *et al*: **An autosomal genomic scan for loci linked to type II diabetes mellitus and body-mass index in Pima Indians**. *American journal of human genetics* 1998, **63**(4):1130- 1138.

58. Hellmann J, Zhang MJ, Tang Y, Rane M, Bhatnagar A, Spite M: **O aumento dos ácidos gordos saturados na obesidade altera a resolução da inflamação, em parte, estimulando a produção de prostaglandinas**. *Jornal de imunologia* 2013, **191**(3):1383-1392.

59. Orr JS, Puglisi MJ, Ellacott KL, Lumeng CN, Wasserman DH, Hasty AH: **A deficiência do recetor 4 do tipo Toll promove a ativação alternativa dos macrófagos do tecido adiposo**. *Diabetes* 2012, **61**(11):2718-2727.

60. Kitade H, Sawamoto K, Nagashimada M, Inoue H, Yamamoto Y, Sai Y, Takamura T, Yamamoto H, Miyamoto K, Ginsberg HN *et al*: **CCR5 desempenha um papel crítico na inflamação do tecido adiposo induzida pela obesidade e na resistência à insulina, regulando o recrutamento de macrófagos e o estado M1/M2**. *Diabetes* 2012, **61**(7):1680-1690.

61. Gonzalez-Ortiz M, Pascoe-Gonzalez S, Esperanzamartinez A, Kam-Ramos AM, Hernandez-Salazar E: **Effect of celecoxib, a cyclooxygenase-2- specific inhibitor, on insulin sensitivity, C-reactive protein, homocysteine, and metabolic profile in overweight or obese subjects**. *Metabolic syndrome and related disorders* 2005, **3**(2):95-101.

62. Garcia-Alonso V, Titos E, Alcaraz-Quiles J, Rius B, Lopategi A, Lopez-Vicario

C, Jakobsson PJ, Delgado S, Lozano J, Claria J: **Prostaglandina E2 exerce múltiplas ações regulatórias na remodelação do tecido adiposo obeso humano, inflamação, termogênese adaptativa e lipólise**. *PloS one* 2016, **11**(4):e0153751.

63. Kellogg AP, Cheng HT, Pop-Busui R: **A via da ciclo-oxigenase-2 como potencial alvo terapêutico na neuropatia periférica diabética**. *Current drug targets* 2008, **9**(1):68-76.

64. Liu TT, Shih KC, Kao CC, Cheng WT, Hsieh PS: **Importância da inflamação de baixo grau mediada pela ciclo-oxigenase 2 no desenvolvimento da resistência à insulina induzida pela frutose em ratos**. *The Chinese journal of physiology* 2009, **52**(2):65-71.

65. Tian YF, Hsia TL, Hsieh CH, Huang DW, Chen CH, Hsieh PS: **A importância do stress oxidativo mediado pela ciclo-oxigenase 2 na resistência à insulina muscular induzida pela obesidade em ratos alimentados com muita gordura**. *Life sciences* 2011, **89**(3-4):107-114.

66. Lu CH, Hung YJ, Hsieh PS: **Efeito adicional da metformina e do celecoxib contra a desregulação lipídica e a inflamação do tecido adiposo em ratos alimentados com alto teor de gordura com resistência à insulina e fígado gordo**. *Revista Europeia de Farmacologia* 2016, **789**:60-67.

67. Flier JS: **Obesity wars: molecular progress confronts an expanding epidemic.** *Cell* 2004, **116**(2):337-350.

68. Diabetes Prevention Program Research G, Knowler WC, Fowler SE, Hamman RF, Christophi CA, Hoffman HJ, Brenneman AT, Brown-Friday JO, Goldberg R, Venditti E *et al*: **10-year follow-up of diabetes incidence and weight loss in the Diabetes Prevention Program Outcomes Study**. *Lancet* 2009, **374**(9702):1677-1686.

69. Ferrante AW, Jr.: **Macrófagos, gordura e o surgimento do imunometabolismo**. *The Journal of clinical investigation* 2013, **123**(12):4992-4993.

70. Osborn O, Olefsky JM: **As redes celulares e de sinalização que ligam o sistema imunitário e o metabolismo na doença**. *Nature medicine* 2012, **18**(3):363-374.

71. Subbaramaiah K, Morris PG, Zhou XK, Morrow M, Du B, Giri D, Kopelovich L, Hudis CA, Dannenberg AJ: **Níveis aumentados de COX-2 e prostaglandina E2 contribuem para a expressão elevada de aromatase no tecido mamário inflamado de mulheres obesas**. *Cancer discovery* 2012, **2**(4):356- 365.

72. Hsieh PS, Lu KC, Chiang CF, Chen CH: **Efeito supressor do inibidor da COX2 na progressão da inflamação adiposa em ratos obesos induzidos por um elevado**

teor de gordura. *Revista Europeia de Investigação Clínica* 2010, **40**(2):164-171.

73. Hsieh PS, Tsai HC, Kuo CH, Chan JY, Shyu JF, Cheng WT, Liu TT: **A inibição selectiva da COX2 melhora a resistência à insulina do corpo inteiro e do músculo em ratos alimentados com frutose**. *European journal of clinical investigation* 2008, **38**(11):812-819.

74. Dailey G, Kim MS, Lian JF: **Cumprimento e persistência do paciente com regimes de medicamentos anti-hiperglicémicos: avaliação de uma população de pacientes com diabetes mellitus de tipo 2**. *Clinical therapeutics* 2001, **23**(8):1311-1320.

75. Halpern B, Mancini MC: **Avaliação da segurança das terapias combinadas no tratamento da obesidade: foco na libertação prolongada de naltrexona/bupropiona e na libertação prolongada de fentermina-topiramato**. *Parecer de peritos sobre segurança dos medicamentos* 2017, **16**(1):27-39.

76. Harris RE, Casto BC, Harris ZM: **A ciclo-oxigenase-2 e a inflamação do cancro da mama**. *Revista mundial de oncologia clínica* 2014, **5**(4):677-692.

77. Phipps AI, Chlebowski RT, Prentice R, McTiernan A, Stefanick ML, Wactawski-Wende J, Kuller LH, Adams-Campbell LL, Lane D, Vitolins M *et al*: **Body size,**

physical activity, and risk of triple-negative and estrogen recetor-positive breast cancer. *Cancer epidemiology, biomarkers & prevention: a publication of the American Association for Cancer Research, cosponsored by the American Society of Preventive Oncology* 2011, **20**(3):454-463.

78. Bowers LW, deGraffenried LA: **Targeting the COX-2 Pathway to Improve Therapeutic Response in the Obese Breast Cancer Patient Population [Visando a Via COX-2 para Melhorar a Resposta Terapêutica na População Obesa de Pacientes com Cancro da Mama]**. *Current pharmacology reports* 2015, **1**(5):336-345.

79. Micallef D, Micallef S, Schembri-Wismayer P, Calleja-Agius J: **Novas aplicações de inibidores da COX-2, metformina e estatinas para a quimioprevenção primária do cancro da mama**. *Jornal da Associação Ginecológica Turco-Alemã* 2016, **17**(4):214-223.

80. Bowers LW, Brenner AJ, Hursting SD, Tekmal RR, deGraffenried LA: **A interleucina-6 sistémica associada à obesidade promove a expressão da aromatase pré-adipocitária através do aumento da produção de prostaglandina E2 pelas células do cancro da mama**. *Breast cancer research and treatment* 2015, **149**(1):49-57.

81. Scheen AJ: **Secretagogos de insulina em investigação para a diabetes tipo 2**. *Parecer de peritos sobre medicamentos experimentais* 2016, **25**(4):405-422.

82. Phung OJ, Sobieraj DM, Engel SS, Rajpathak SN: **Terapia combinada precoce para o tratamento da diabetes mellitus tipo 2: revisão sistemática e meta-análise**. *Diabetes, obesidade e metabolismo* 2014, **16**(5):410-417.

83. Bajaj M, Gilman R, Patel S, Kempthorne-Rawson J, Lewis-D'Agostino D, Woerle HJ: **A linagliptina melhorou o controlo glicémico sem aumento de peso ou hipoglicemia em doentes com diabetes tipo 2 inadequadamente controlados por uma combinação de metformina e pioglitazona: um estudo aleatório, em dupla ocultação, de 24 semanas**. *Medicina diabética: uma revista da Associação Britânica de Diabéticos* 2014, **31**(12):1505-1514.

84. Mearns ES, Sobieraj DM, White CM, Saulsberry WJ, Kohn CG, Doleh Y, Zaccaro E, Coleman CI: **Eficácia comparativa e segurança dos regimes de medicamentos antidiabéticos adicionados à monoterapia com metformina em pacientes com diabetes tipo 2: uma meta-análise em rede**. *PloS one* 2015, **10**(4):e0125879.

85. Pfutzner A, Schondorf T, Tschope D, Lobmann R, Merke J, Muller J, Lehmann U, Fuchs W, Forst T: **Estudo PIOfix: efeitos da combinação fixa**

pioglitazona/metformina em comparação com uma combinação de metformina com glimepirida na dislipidemia diabética. *Diabetes technology & therapeutics* 2011, **13**(6):637-643.

86. Chawla S, Kaushik N, Singh NP, Ghosh RK, Saxena A: **Efeito da adição de sitagliptina ou pioglitazona em doentes com diabetes mellitus tipo 2 não controlada com metformina: Um ensaio aleatório controlado.** *Jornal de farmacologia e farmacoterapêutica* 2013, **4**(1):27-32.

87. Derosa G, Carbone A, D'Angelo A, Querci F, Fogari E, Cicero AF, Maffioli P: **Variações nos biomarcadores inflamatórios após a adição de sitagliptina em pacientes com diabetes tipo 2 não controlados com metformina.** *Medicina Interna* 2013, **52**(19):2179-2187.

88. Mullugeta Y, Chawla R, Kebede T, Worku Y: **Dislipidemia associada a um mau controlo glicémico na diabetes mellitus tipo 2 e o efeito protetor da suplementação com metformina.** *Revista indiana de bioquímica clínica: IJCB* 2012, **27**(4):363-369.

89. Scheen AJ, Esser N, Paquot N: **Agentes antidiabéticos: Potencial atividade anti-inflamatória para além do controlo da glicose.** *Diabetes & metabolismo* 2015, **41**(3):183-194.

90. Allen L, Ramalingam L, Menikdiwela K, Scoggin S, Shen CL, Tomison MD, Kaur G, Dufour JM, Chung E, Kalupahana NS *et al*: **Efeitos do delta- tocotrienol na hipertrofia dos adipócitos relacionada com a obesidade, inflamação e esteatose hepática em ratos alimentados com muita gordura**. *The Journal of nutritional biochemistry* 2017, **48**:128-137.

91. Qi T, Chen Y, Li H, Pei Y, Woo SL, Guo X, Zhao J, Qian X, Awika J, Huo Y *et al*: **Um papel para PFKFB3 / iPFK2 na supressão de metformina de respostas inflamatórias de adipócitos**. *Jornal de endocrinologia molecular* 2017, **59** (1): 49-59.

92. Li A, Zhang S, Li J, Liu K, Huang F, Liu B: **A metformina e o resveratrol inibem a fissão mitocondrial mediada por Drp1 e previnem a ativação do inflamassoma NLRP3 associado ao stress do ER no tecido adiposo de ratinhos diabéticos**. *Endocrinologia molecular e celular* 2016, **434**:36-47.

93. Kim EK, Lee SH, Jhun JY, Byun JK, Jeong JH, Lee SY, Kim JK, Choi JY, Cho ML: **A metformina previne o fígado gordo e melhora o equilíbrio do adiposo branco / castanho num modelo de ratinho com obesidade através da indução de FGF21**. *Mediadores de inflamação* 2016, **2016**:5813030.

94. Jenkins NT, Padilla J, Arce-Esquivel AA, Bayless DS, Martin JS, Leidy HJ, Booth FW, Retor RS, Laughlin MH: **Efeitos do treino de exercício de resistência, da**

metformina e da sua combinação na leptina do tecido adiposo e na secreção de IL-10 em ratos OLETF. *Journal of applied physiology* 2012, **113**(12):1873-1883.

95. Esteves CL, Kelly V, Breton A, Taylor AI, West CC, Donadeu FX, Peault B, Seckl JR, Chapman KE: **A indução de citocinas pró-inflamatórias da 11beta-hidroxiesteróide desidrogenase tipo 1 (11beta-HSD1) em adipócitos humanos é mediada por MEK, C/EBPbeta e NF-kappaB/RelA**. *The Journal of clinical endocrinology and metabolism* 2014, **99**(1):E160- 168.

96. Frendo-Cumbo S, MacPherson RE, Wright DC: **Efeitos benéficos da terapia combinada de resveratrol e metformina no tratamento da resistência à insulina induzida pela dieta**. *Relatórios fisiológicos* 2016, **4**(15).

97. Maffioli P, Fogari E, D'Angelo A, Perrone T, Derosa G: **Modificações ultrassonográficas do tecido adiposo visceral e subcutâneo após a terapia com pioglitazona ou glibenclamida combinada com rosuvastatina em pacientes diabéticos tipo 2 não bem controlados pela metformina**. *Revista Europeia de Gastroenterologia e Hepatologia* 2013, **25**(9):1113-1122.

Tabela 1. O efeito da Metformina na inflamação associada à obesidade

	Study (Ref)	Model	Results	Inflammation marker	
		Cell culture or Animal study		Tissue	Circulation
1	Allen L, et al. [90]	C57BL/6J male mice fed a high-fat diet	↓ mean body weight (35.06±0.99 gm, P<0.05) ↓ mean fat pad weight (1.54±0.08 gm, P<0.05)	Adipose tissue ↓ TNF-α, MCP-1, IL-6 Liver ↓ TNF-α	
2	Qi T, et al. [91]	3T3-L1 cells	↓ adipocyte proinflammatory responses ↑ adipocyte expression of PFKFB3/iPFK2	3T3-L1 ↓mRNA levels of IL-1β, TNF-α	
3	Li A, et al. [92]	Mouse epididymal adipose tissue differentiated 3T3-L1 adipocytes with high glucose (33 mM) for 24 h	↓ ROS-associated mitochondrial fission; ↑ Drp1 phosphorylation (Ser 637); ↓ ER stress indicated by dephosphorylation of IRE1αand eIF2αin the adipose tissue	Adipose tissue ↓ MCP-1, IL-6 ↓ F4/80 mRNA and protein expression	
4	Kim EK, et al. [93]	C57BL/6J male mice fed a high-fat diet	↓ white adipocyte differentiation via induction of FGF21. ↑Treg/Th17 balance in CD4+ T cells	Adipose tissue ↓ Leptin	↓ Interleukin-17
5	Woo SL, et al. [50]	C57BL/6J male mice fed a high-fat diet	↓ liver weight, but not adiposity ↓ hepatic steatosis, but not the size of adipocytes	Bone marrow macrophage ↓ TNF-α, IL-1β, IL-6 mRNA Liver ↓ IL-6 mRNA	
6	Jenkins NT, et al. [94]	Insulin-resistant Otsuka Long-Evans Tokushima Fatty (OLETF) rat model	Exercise training have additional effect while combined with metformin on adipose tissue secretion and plasma concentrations of leptin and IL-10.	Adipose tissue ↓ TNF-α, IL-1β, IL-6, MCP-1	
		Human study			
1	Esteves CL, et al. [95]	human adipocytes	The proinflammatory cytokines IL-1α (10 ng/mL) and TNFα (20 ng/mL) increased 11β-HSD1 mRNA levels in human primary adipocyte fractions and Simpson-Golabi-Behmel syndrome (SGBS) adipocytes (P<.001). ↓ 11β-HSD1 in human obese/metabolic syndrome adipose tissue.	Adipose tissue ↓ IL-1α induction of 11β-HSD1	

Tabela 2. O efeito do tratamento combinado com Metformina na inflamação associada à obesidade

	Study (Ref)	Model	Combination	Results	Inflammation marker: Tissue	Inflammation marker: Circulation
		Animal study				
1	Lu CH, et al. [66]	Sprague-Dawley rats fed a high-fat diet	Celecoxib	↓ body weight ↓ HOMA-IR value ↓ AUC of glucose following an OGTT, ↓ SBP ↓ adipocyte size ↓ macrophage infiltration in adipose tissue	Adipose tissue and liver ↓ TNF-α, MCP-1, Leptin (Met + Cel > Met)	Plasma ↓ MCP-1, Leptin (Met + Cel > Met)
2	Frendo-Cumbo S, et al. [96]	C57BL/6J male mice fed a high-fat diet	Resveratrol	no effect on BW ↑insulin tolerance no differences the mRNA expression of TNF-α or interleukin 6 (IL6) in eWAT and scWAT	Adipose tissue No effect on adiponectin, TNF-α, IL-6 or F4/80	Plasma ↓ adiponectin (only in RSV + MET)
		Human study				
1	Derosa G, et al. [87]	1. sitagliptin + metformin (No 86) 2. placebo + metformin (No 83)	Sitagliptin	Treatment with sitagliptin + metformin was more effective than placebo + metformin in improving glycemic control		Combination therapy Plasma ↓ Vaspin, Omentin-1, TNF-α and Resistin in 12 months Metformin alone Plasma ↓ TNF-α and Resistin in 12 months
2	Maffioli P, et al. [97]	1. pioglitazone + rosuvastatin + metformin (No 86) 2. glibenclamide + rosuvastatin + metformin (No 84)	Pioglitazone Glibenclamide	↓fasting plasma insulin improved the lipid profile		Plasma ↑adiponectin ↓ IL-6, Leptin (PIO + rosuvastatin + MET)

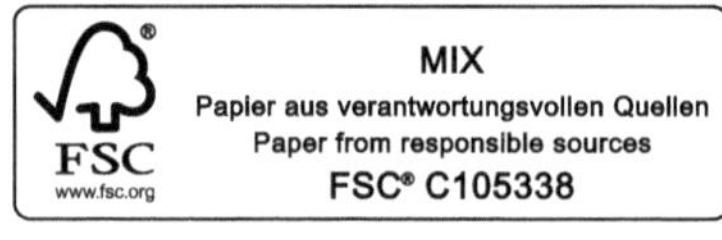

Printed by Books on Demand GmbH, Norderstedt / Germany